BEI GRIN MACHT SICH IHR WISSEN BEZAHLT

AF138339

- Wir veröffentlichen Ihre Hausarbeit, Bachelor- und Masterarbeit

- Ihr eigenes eBook und Buch - weltweit in allen wichtigen Shops

- Verdienen Sie an jedem Verkauf

Jetzt bei www.GRIN.com hochladen und kostenlos publizieren

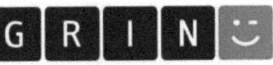

Lernende der Sekundarstufe 1 im Fokus der gesundheitspsychologischen Forschung

Lea Schlindwein

Bibliografische Information der Deutschen Nationalbibliothek:

Die Deutsche Nationalbibliothek verzeichnet diese Publikation in der Deutschen Nationalbibliografie; detaillierte bibliografische Daten sind im Internet über http://dnb.d-nb.de abrufbar.

ISBN: 9783346617453
Dieses Buch ist auch als E-Book erhältlich.

© GRIN Publishing GmbH
Nymphenburger Straße 86
80636 München

Druck und Bindung: Books on Demand GmbH, Norderstedt Germany
Gedruckt auf säurefreiem Papier aus verantwortungsvollen Quellen

Das vorliegende Werk wurde sorgfältig erarbeitet. Dennoch übernehmen Autoren und Verlag für die Richtigkeit von Angaben, Hinweisen, Links und Ratschlägen sowie eventuelle Druckfehler keine Haftung.

Das Buch bei GRIN: https://www.grin.com/document/1184818

Einsendeaufgabe

Lernende der Sekundarstufe 1 im Fokus der gesund-
heitspsychologischen Forschung

abgegeben am 15. Januar 2022 im Prüfungssekretariat

SRH Fernhochschule

Modul: Arbeits- und gesundheitspsychologische Forschung

Studiengang: Psychologie (M.Sc.)

von

Lea Schlindwein

Inhalt

Abbildungsverzeichnis

1 Studiendesign

1.1 Kriterien

Ein Forschungsprozess umfasst die Phasen der theoretischen Vorbereitung, der Konzipierung des Studiendesigns, der Durchführung der Verfahren, der Auswertung der Daten und der abschließenden Schlussfolgerung.[1]

Von den erläuterten Elementen steht das Studiendesign mit seinen methodischen Entscheidungen im Fokus. Abbildung 1 führt diese auf:

1. • Wissenschaftstheoretisches Paradigma-
quantitatives, qualitatives oder Mixed-Methods-Design.

2. • Erkenntnisziel-
Grundlagen- oder Anwendungsforschung.

3. • Gegenstand-
empirische, methodische oder theoretische Studie.

4. • Datenbasis-
Primär-, Sekundär- oder Metaanalyse.

5. • Erkenntnisinteresse-
beschreibend, erklärend oder explorativ.

6. • Tauglichkeit zur Prüfung von Kausalhypothesen-
experimentell, quasi-experimentell oder nicht-experimentell.

7. • Untersuchungsort-
Labor- oder Feldstudie.

8. • Anzahl der Untersuchungszeitpunkte-
mit oder ohne Messwiederholung.

9. • Menge der analysierten Fälle-
Einzelfall- oder Gruppenstudie.

Abbildung 1: Kriterien eines Studiendesigns.[2]

---

[1] Vgl. Von der Assen, 2016, S. 139.
[2] Eigene Darstellung, in Anlehnung an Bortz & Döring, 2016, S. 183.

Für die Prüfung der Wirksamkeit der Informationsveranstaltung zu den Gefahren von Computer- bzw. Internetsucht für Schülerinnen und Schüler der Sekundarstufe 1 auf deren Gesundheitsverhalten werden die aufgeführten Kriterien selektiert.

In Bezug auf das wissenschaftstheoretische Paradigma fällt die Wahl auf ein quantitatives Design, da es das Ziel der Untersuchung ist, die Wirksamkeit der Intervention zu prüfen. Dabei sind die komplexen Informationen der Lernenden mittels mathematisch-statistischer Verfahren auf wesentliche Merkmale zu reduzieren. Hierbei handelt es sich sowohl um die Gesundheit als auch um das Gesundheitsverhalten. Im Speziellen ist die Informationsveranstaltung die unabhängige Variable, das Gesundheitsverhalten der Moderator und die Gesundheit die abhängige Variable. Demgegenüber beabsichtigt ein qualitativer Entwurf die Beschaffenheit eines sozialen Felds bestmöglich mit dessen verschiedenen Eigenschaften zu erfassen. Es erfolgt keine Messung oder Erklärung, sondern ein Verstehen.[3] Unter Verwendung eines Mixed-Methods-Designs werden quantitative und qualitative Methoden miteinander kombiniert. Zu Evaluationszwecken findet die Technik keine Anwendung, da die Effektivität einer Maßnahme zu bewerten ist.[4]

Hinsichtlich des Erkenntnisziels wird angewandte Forschung betrieben. Dafür sind zum einen die praktische Fragestellung nach der Wirksamkeit der Informationsveranstaltung und zum anderen der Auftrag durch das Kultusministerium ursächlich. Im Gegensatz dazu zielt die Grundlagenforschung auf Methoden und Theorien zum Erkenntnisgewinn ab.[5]

Betreffend das Kriterium des Gegenstands ist es eine empirische Studie, weil der Wissenszuwachs durch Wahrnehmung realer Ereignisse entsteht. Diese umfassen die Informationsveranstaltung des Kultusministeriums sowie das Gesundheitsverhalten und die Gesundheit der Lernenden.[6] Eine Theorieanalyse ist ausgeschlossen, denn sie leitet Folgerungen ausschließlich aus Lehren ab. Darüber hinaus werden die Theorien zueinander in Bezug gesetzt.[7] In gleicher Weise ist die Methodenforschung aufgrund

---

[3] Vgl. Raithel, 2006, S. 8.
[4] Vgl. Kuckartz, 2014, S. 7.
[5] Vgl. Kleining, 2007, S. 190.
[6] Vgl. Vollberg, 2012, S. 18.
[7] Vgl. Laub, 2007, S. 115.

ihres Gegenstands dergestalt unpassend, dass Datenerhebungs-, Mess- und Skalen-verfahren zu optimieren sind.[8]

Angesichts der Daten, welche eigens für die Forschungsfrage erhoben werden, han-delt es sich um eine Primäranalyse. Des Weiteren unterliegen die Entscheidungen über die Stichprobenziehung und das Befragungsinstrument dem Handlungsraum des Untersuchenden. Die Sekundäranalyse stellt ebenso wie die Metauntersuchung auf-grund ihrer Bezugnahme auf vorhandene Informationen keine Option dar.[9] Letztere fasst vergleichbare Studien mit der Intention zusammen, den Forschungsstand des Themas zu summieren, integrieren und evaluieren. Hierfür werden hauptsächliche quantitative Techniken eingesetzt.[10]

Der Auftrag des Kultusministeriums ist die Evaluation der Informationsveranstaltung zu den Gefahren von Computer- bzw. Internetsucht. Dabei nimmt die Nullhypothese an, dass die Präventionsmaßnahme das Gesundheitsverhalten und die Gesundheit der Teilnehmenden nicht signifikant verbessert. Hingegen erwartet die Alternativhypo-these den beschriebenen Effekt. Sonach wird erstere verifiziert oder falsifiziert. Auf dieser Grundlage erfolgt die Beurteilung der Alternativhypothese. Schlussfolgernd ist das Erkenntnisinteresse erklärend, da Hypothesen zu prüfen sind. Eine explorative Studie findet Anwendung, wenn der Forschungsgegenstand neuartig bzw. dessen Be-fundlage unzureichend ist. Der Untersuchende nimmt die Rolle eines Entdeckenden an. Abschließend beschreiben deskriptive Analysen Populationen durch Messungen von interessierenden Merkmalen unter der Verwendung von geeigneten Instrumen-ten.[11]

Bezüglich der Tauglichkeit zur Prüfung von Kausalhypothesen sind Experimente, Quasi-Experimente und Nicht-Experimente zu differenzieren. Im Fall der Evaluation ist ein nicht-experimentelles Design in Erscheinung einer Einmalmessung ohne Kontroll-gruppe alternativlos.[12] Ein Quasi-Experiment hätte die Voraussetzung eines Prä-Post-Vergleichs zu erfüllen. Aufgrund der Gegebenheiten des Auftrags ist die Bedingung unrealisierbar. Jedoch besteht die Möglichkeit der Randomisierung der Untersu-chungsgruppe durch eine entsprechende Stichprobenziehung. Darauf wird im

---

[8] Vgl. Schmelting, 2020, S. 190.
[9] Vgl. Kornmeier, 2018, S. 102-104.
[10] Vgl. Zwingenberger, 2009, S. 51-52.
[11] Vgl. Wolf, 2019, S. 25-26.
[12] Vgl. Bortz & Döring, 2016, S. 193.

folgenden Kapitel näher eingegangen. Hingegen sind die experimentellen Voraussetzungen eine Experimental- bzw. Kontrollgruppe, eine zufällige Zuordnung der Teilnehmenden zu diesen, eine Vorher- bzw. Nachher-Gegenüberstellung und eine Kontrolle der Untersuchungsbedingungen, welche gleichermaßen unerfüllbar sind.[13]

Als Untersuchungsort existieren die Möglichkeiten einer natürlichen und einer künstlichen Umgebung. Bei dem Auftrag des Kultusministeriums handelt es sich um angewandte Forschung, weshalb eine Analyse im Feld den Vorzug erhält. Durch die Natürlichkeit der Situation ist deren Komplexität gegeben. Eine Übertragung der Ergebnisse auf den Alltag der Teilnehmenden wird möglich.[14]

Die Anzahl der Messzeitpunkte steht in einem engen Zusammenhang mit dem Kriterium der Tauglichkeit zur Prüfung von Kausalhypothesen. Unter dem dazugehörigen Absatz wurde ausgeführt, dass eine Messwiederholung aufgrund der Rahmenbedingungen des Auftrags nicht möglich ist.[15]

In gleicher Weise ist die Menge der analysierten Fälle mit dem wissenschaftstheoretischen Paradigma verbunden. Hiernach geht ein quantitatives Design mit einer Gruppenstudie einher. Sie macht Aussagen über ein Aggregat von Individuen, wonach eine hypothetische mittlere Person und deren Eigenschaftsausprägungen im Fokus ist. Einzelfalluntersuchungen finden in einem qualitativen Paradigma statt.[16]

1.2 Stichprobenziehung und Befragungsinstrumente

Unter Kapitel 1.1 wurde deutlich, dass in Abhängigkeit des wissenschaftstheoretischen Paradigmas bestimmte Anforderungen bestehen. Sonach werden Stichproben im quantitativen Design anders gebildet als im qualitativen. In ersterem wird eine festgelegte Anzahl von Individuen auf Grundlage einer Stichprobenziehung ausgewählt. Diesbezüglich existiert ein Mindestumfang, um die Verwendung statistischer Verfahren zu begründen. Dabei sind probabilistische Techniken wie die Zufallsstichprobe zur Sicherstellung der Repräsentativität einsetzbar. Des Weiteren hat die optimale Stichprobengröße einen Einfluss auf letztere. Im Vergleich dazu ist die Größe im qualitativen Design flexibel, da es auf inhaltliche Sättigung setzt. Sofern regelmäßig neue

---

[13] Vgl. Häder, 2010, S. 340-342.
[14] Vgl. David, Müller & Straatmann, 2011, S. 323.
[15] Vgl. Kaul, 2001, S. 92-93.
[16] Vgl. Pahl, 2015, S. 102.

Sichtweisen entstehen, sind diese zu berücksichtigen, bis eine theoretische Befriedigung erreicht ist. Im Zuge dessen ist Stichprobe repräsentativ für die Grundgesamtheit.[17]

Das Kultusministerium Baden-Württemberg fordert die Untersuchung von 1000 Schülerinnen und Schüler im Alter von 10 bis 16 Jahren der Sekundarstufe 1. Somit stellen die Lernenden der Klassen 5 bis 10 der weiterführenden Schulen die Grundgesamtheit dar. Den Erhebungen des statistischen Bundesamts sind die Zahlen der Lernenden zu entnehmen. Im Schuljahr 2020/2021 besuchten 295 640 Lernende ein Gymnasium in Baden-Württemberg. Auf die Realschule gingen 209 552 Schülerinnen und Schüler. Der Anteil der Gesamtschule betrug 138 500 Lernende. Demgegenüber besuchten 44 980 Kinder und Jugendliche eine Hauptschule. Auf einer Förderschule bekamen 52 440 Lernende die Bildungsinhalte vermittelt. Insgesamt waren im vergangenen Schuljahr 741 112 Schülerinnen und Schüler an einer weiterführenden Schule gemeldet. Sie stellen die Grundgesamtheit der Evaluationsstudie dar. Jedoch enthält diese die Sekundarstufe 2 der gymnasialen Oberstufe. Aufgrund der Datenlage war die exakte Anzahl der Lernenden der Sekundarstufe 1 nicht ermittelbar, weshalb nachfolgend 741 112 potenziell untersuchbare Einheiten angenommen werden.[18] Aus ihnen sind 1000 Untersuchungspersonen im Alter von 10 bis 16 Jahren zu ziehen. Normalerweise ist der optimale Umfang mit einer Poweranalyse unter Berücksichtigung der Effektstärke und des Signifikanzniveaus ermittelbar, da der Auftraggebende diese mit 1000 Lernenden vorgegeben hat, ist sie entbehrlich. Generell steigt die Power mit zunehmender Größe an.[19] Die Stichprobenbildung erfolgt zufällig, sodass jedes Element die gleiche Auswahlwahrscheinlichkeit hat. Grundsätzlich liegt der einfachen Zufallsauswahl das Urnenmodell zugrunde. Allerdings ist es im Fall von großen Grundgesamtheiten ungeeignet. Daher ist die Listenauswahl die bevorzugte Methode. Das Kultusministerium von Baden-Württemberg verfügt als Auftraggebender über die erforderlichen Informationen der interessierenden Schülerinnen und Schüler.[20] Im Rahmen dessen werden die Komponenten der Grundgesamtheit durchnummeriert, wobei die zu

---

[17] Vgl. Lüdders, 2017, S. 41.
[18] Vgl. Statista.
[19] Vgl. Gollwitzer & Lemmer, 2018, S. 261.
[20] Vgl. Raithel, 2008, S. 58-59.

ziehenden Einheiten einem computerprogrammbasierten Zufallsgenerator entnehmbar sind.[21]

Als Erhebungsinstrumente sind sowohl eine schriftliche Befragung als auch ein mündliches Interview erwägenswert. Die erläuterten Verfahren beinhalten die Themenkomplexe soziodemografische Angaben, allgemeine Gesundheitsindikatoren und Gesundheits- bzw. Risikoverhalten.[22] Somit basieren sie auf dem Fragebogen der Health Behaviour in School-aged Children-Studie aus dem Schuljahr 2017/2018. Das Ziel der Untersuchung war es, Informationen zur Gesundheit und zum Gesundheitsverhalten von Lernenden im Alter von 11, 13 und 15 Jahren zu erheben. Aufgrund dessen gehören die Teilnehmenden derselben Kohorte wie die im vorherigen Absatz beschriebene Grundgesamtheit an.[23] Zwecks Einfachheit weisen die Fragen ein geschlossenes Antwortformat auf. Hinsichtlich der soziodemografischen Daten existieren beispielsweise für das Alter die Kategorien 10, 11, 12, 13, 14, 15 und 16. Betreffend das Geschlecht bestehen die Alternativen männlich, weiblich und divers. Die generellen Gesundheitsmerkmale beziehen sich auf das subjektive Wohlbefinden und die physische bzw. psychische Gesundheit. Exemplarisch für das subjektive Wohlbefinden sind die Fragen- „In den vergangenen drei Monaten habe ich mich krank gefühlt" und „In den vergangenen drei Monaten hatte ich Kopf- oder Bauschmerzen". Die befragten Heranwachsenden haben die Wahl zwischen nie, selten, manchmal, oft und immer. Unter den Inhaltsbereich physische Gesundheit fallen beispielsweise die Fragen nach der Häufigkeit der Zahnarztbesuche und der Krankenhausaufenthalte in den letzten 12 Monaten mit den Antwortalternativen keinmal, einmal, zweimal, dreimal und viermal bzw. mehr als viermal. Mustergültige Items zu der psychischen Gesundheit sind- „In den vergangenen drei Monaten habe ich Angst gehabt" und „In den vergangenen drei Monaten war ich stolz auf mich". Parallel zu der physischen Gesundheit konnten die Teilnehmenden zwischen den Möglichkeiten nie, selten, manchmal, oft und immer selektieren. Das Gesundheits- und Risikoverhalten enthält unter anderem Mediennutzung, körperliche Aktivität und Ernährung. Bezüglich der Mediennutzung wird mustergültig gefragt, wie häufig in der Woche digitale Spiele genutzt werden. Hierauf antworten die Heranwachsenden mit keinmal, an ein bis zwei Tagen, an drei bis vier Tagen, an fünf bis sechs Tagen oder täglich. Ein Beispielitem der körperlichen Aktivität ist die

---

[21] Vgl. Eckey, Kosfeld & Türck, 2019, S. 236.
[22] Vgl. Kirchhoff, Kuhnt, Lipp & Schlawin, 2010, S. 19.
[23] Vgl. Bilz et al., 2020, S. 96.

wöchentliche Betätigung mit den gleichen Kategorien wie die vorangegangenen. Die Ernährung wird exemplarisch mit der Frage nach dem wöchentlichen Gemüseverzehr abgedeckt, wobei die Alternativen keinmal, an ein bis zwei Tagen, an drei bis vier Tagen, an fünf bis sechs Tagen und täglich umfassen.[24] Angesichts der Formulierung der Fragen bzw. Antworten und deren festgelegter Reihenfolge ist die Standardisierung gegeben.[25] Demgemäß sind die Durchführung, Auswertung und Interpretation des Instruments unabhängig von der Person des Forschenden.[26] Der Fragebogen wird den Lernenden in Gestalt der Lehrkräfte übermittelt, sodass sie ihn nach der Einwilligung ihrer Eltern einzeln zuhause bearbeiten und ausgefüllt ihren Klassenlehrenden zurückgeben. Letztere vermitteln die Vordrucke weiter an die Evaluationsdurchführenden. Analog zu den zuvor beschriebenen Themenkomplexen werden die Fragen im mündlichen Interview gestellt.[27] Die Antwortalternativen sind ebenso geschlossen, weil eine offene und flexible Gestaltung in einer Teil- bzw. Nichtstandardisierung resultiert. Hierdurch entsteht ein qualitatives Paradigma, welches einleitend ausgeschlossen wurde. Darüber hinaus setzt eine Evaluation quantitative Daten voraus.[28] Die mündliche Befragung findet telefonisch statt, damit ebenso wie bei der schriftlichen Variante keine Unterrichtszeit zu beanspruchen ist. Eine Computerassistenz erleichtert die Durchführung und Auswertung des Verfahrens. Dieser Modus geht mit einer Einzelbefragung einher. Die Forschenden übernehmen die Rolle der Interviewenden. Bezüglich der Uhrzeit werden die Probandinnen und Probanden von den Lehrkräften informiert.[29]

1.3 Vor- und Nachteile sowie Alternativen

Im ersten Kapitel wurden die Kriterien eines Studiendesigns ausgeführt. Abbildung 1 weist mit dem sechsten Abschnitt auf die Tauglichkeit zur Prüfung von Kausalhypothesen hin. In Form der Evaluation ist die Wirksamkeit der Informationsveranstaltung zu den Gefahren von Computer- bzw. Internetsucht auf die Gesundheit und das Gesundheitsverhalten der Lernenden zu prüfen. Infolge der Rahmenbedingungen des Auftrags fiel die Wahl auf eine One-Shot-Case-Study, da eine Vorher-Nachher-Messung nicht möglich war. Denn das Kultusministerium engagierte die Forschenden nach der

---

[24] Vgl. Kirchhoff, Kuhnt, Lipp & Schlawin, 2010, S. 20-23.
[25] Vgl. Reinecke, 2014, S. 602-604.
[26] Vgl. Kallus, 2016, S. 154.
[27] Vgl. Möhring & Schlütz, 2010, S. 117.
[28] Vgl. Borchard, 2001, S. 85-86.
[29] Vgl. Möhring & Schlütz, 2010, S. 117.

Präventionsmaßnahme, sodass zuvor keine Chance zur Erhebung von geeigneten Daten bestand. Insofern sind das Ein-Gruppen-Prä-Post-Design und das Randomized Controlled Trials nicht realisierbar. Ferner war der Ex-post-facto-Plan nicht umzusetzen, weil sämtliche Schülerinnen und Schüler der Sekundarstufe 1 in Baden-Württemberg an der Informationsveranstaltung teilnahmen. Daher kann keine Kontrollgruppe ohne Intervention gebildet werden.[30] Die One-Shot-Case-Study ist der schwächste quantitative Forschungsplan dergestalt, dass er weder für die Untersuchung der Effektivität einer Maßnahme noch für die Bewertung von Veränderungen gehaltvolle Belege liefert. Für Abwandlungen der Gesundheit und des Gesundheitsverhaltens können andere Faktoren verantwortlich sein. Allerdings ist das gewählte Design im Hinblick auf zeitliche und finanzielle Ressourcen das günstigste.[31] Eine Alternative stellt der Ex-post-facto-Plan dar, indem er keine Messwiederholung voraussetzt. Jedoch ist wie bereits ausgeführt die Bildung der Kontrollgruppe problematisch. Optional wird die Sekundarstufe 1 eines Bundeslandes, welches keine entsprechende Prävention verwirklichte, als Grundgesamtheit herangezogen. Aufgrund der Merkmalsübereinstimmung in den Bereichen Alter und Schulformen erfolgt die Zusammensetzung einer Vergleichsgruppe.[32] Nichtsdestotrotz werden die Schülerinnen und Schüler nicht randomisiert zugewiesen, da für die Kontrollfraktion keine Möglichkeit bestand, an der Informationsveranstaltung teilzunehmen. Im Gegensatz zu der One-Shot-Case-Study besteht eine größere Wahrscheinlichkeit zur Schließung auf Kausalverbindungen. Vor diesem Hintergrund steht der ökonomische Mehraufwand in einem angemessenen Verhältnis.[33] Nachteilig ist das Fehlen eines Pretests dahingehend, dass nicht eindeutig ermittelbar ist, ob ein Interventionseffekt bei den Lernenden der Sekundarstufe 1 in Baden-Württemberg eintrat. Des Weiteren ist es unklar, inwiefern Abweichungen zwischen den Gruppen vor der Maßnahme bestanden. Zusammenfassend ist der Ex-post-facto-Plan geeigneter als das One-Shot-Case-Study, um einen Ursache-Wirkungs-Zusammenhang aufzudecken.[34]

---

[30] Vgl. Latza, 2010, S. 159.
[31] Vgl. Bleck, 2011, S. 182.
[32] Vgl. Weyland, 2016, S. 157.
[33] Vgl. Kubinger, Rasch & Yanagida, 2011, S. 447.
[34] Vgl. Weyland, 2016, S. 157.

2 Befragung von Kindern und Jugendlichen

2.1 Besonderheiten

Kapitel 1 hat einen Auftrag des Kultusministeriums Baden-Württembergs zur Überprüfung der Wirksamkeit einer Präventionsmaßnahme zu den Gefahren von Computer- und Internetsucht als Inhalt. Die Stichprobe umfasst 1000 Lernende im Alter zwischen 10 und 16 Jahren der ersten Sekundarstufe. An dieser Stelle sind die Besonderheiten bei der Befragung von Kindern und Jugendlichen zu erläutern.[35]

Eine Eigenart ist der Kontakt zu der jungen Personengruppe, welcher in der Regel über eine dritte Instanz wie die Familie oder die Bildungseinrichtung erfolgt. In den vergangenen Jahren werden die Heranwachsenden zunehmend über Massenmedien kontaktiert.[36] Artikel 6 Absatz 2 des Grundgesetzes definiert eine Studie an Minderjährigen ohne Einverständnis der Erziehungsberechtigten als einen Eingriff in das Sorgerecht.[37] Demnach ist bei Untersuchungen an minderjährigen Heranwachsenden die Einwilligung der Eltern einzuholen.[38] Nach dem Bürgerlichen Gesetzbuch sind Menschen minderjährig, sofern sie nicht 18 Jahre alt sind.[39]

Ferner ist der kognitive, kommunikative und soziale Entwicklungsstand der Heranwachsenden zu beachten. Demnach benötigen die Individuen ein Bewusstsein für die Untersuchungssituation, um adäquate Verhaltensweisen auszuführen. Im Speziellen bedarf es einem ausreichend großen Wortschatz, Kompetenzen im Hören bzw. lautlichem Ausdruck von gesprochener Sprache, Wissen über grammatikalische Regeln, Fähigkeiten im sinnentnehmendem Lesen bzw. situationalem Einschätzen und Verständnis über reziproke Interaktion. Der soziale Aspekt umfasst primär das Elternhaus in Erscheinung des Bildungsstands und der Nationalität. Hiernach lernen Kinder und Jugendliche aus bildungsnahen Schichten üblicherweise früher bzw. intensiver die Formen des akademischen Diskurses kennen. Infolgedessen ist ihr Umgang mit den in Lehrstätten praktizierten Sprachhandlungen sicherer. Heranwachsende aus bildungsfernen Milieus haben Schwierigkeiten die Erwartungen zu erfüllen, wenn diese nicht explizit kommuniziert werden.[40] An dieser Stelle wirkt ein Migrationshintergrund

---

[35] Vgl. Melzer & Methner, 2012, S. 141.
[36] Vgl. König & Nachtsheim, 2019, S. 928.
[37] Vgl. Schröder, 2018, Kapitel 1 Unterkapitel 4 Absatz 5.
[38] Vgl. Bleich, 2010, S. 279.
[39] Vgl. Wapler, 2015, S. 22.
[40] Vgl. Kiegelmann, 2010, S. 34-37.

zusätzlich, da aufgrund der Sprachbarriere implizite Aufforderungen oft nicht verstehbar sind. Überdies herrschen kulturabhängig unterschiedliche Werte und Normen, welche auf die Umgangsformen im zwischenmenschlichen Miteinander wirken. Hierfür sind Höflichkeitsregeln exemplarisch. In muslimischen Gesellschaften gilt es häufig als unangemessen, wenn eine Frau von einem männlichen Interviewer ohne Anwesenheit eines maskulinen Familienmitglieds befragt wird.[41] Angesichts der Teilnehmenden der Förderschule geht der Entwicklungsstand mit weiteren Besonderheiten einher. Sonach besteht in Abhängigkeit der Ausprägung der körperlichen oder geistigen Behinderung die Möglichkeit dieselbe Befragung abzuwickeln, sofern eine dritte Person hierbei Unterstützung leistet. Die Hilfe reicht von der Übernahme des Schreibens über die Erklärung der Frage bis zu der Signalisierung von Vertrauenswürdigkeit.[42]

Gewöhnlich finden Befragungen von Heranwachsenden in der Schule oder im eigenen Haushalt statt. Bei einer Klassenzimmeruntersuchung nehmen mehrere Personen in einem Raum simultan daran teil. In Anwesenheit eines Leitenden werden beispielsweise die Vordrucke verteilt, Auffüllhinweise gegeben und Rückfragen beantwortet. Dabei sind die gute Erreichbarkeit und die wirtschaftlichen Ersparnisse vorteilhaft. Überdies sind die Kinder und Jugendlichen zur Teilnahme motivierter, wenn die Befragung während der Unterrichtszeit abläuft. Hingegen hat eine Durchführung in der eigenen Wohnung den Nutzen, dass keine Lehrstunde zu beanspruchen ist. Vor dem Hintergrund des umfangreichen Bildungsplans ist der Aspekt zu beachten.[43] Gleichwohl haben Erziehungsberechtigte oft den Wusch, bei der Befragung anwesend zu sein. Dadurch entsteht die Gefahr des sozial erwünschten Antwortens. Jedoch birgt die Gegenwart einer Lehrkraft dasselbe Risiko.[44]

In Bezug auf die Konzeption des Analyseinstruments ist der Entwicklungsstand der Zielgruppe zu berücksichtigen. Daher weisen die diversen Themen eine sinnvolle Verknüpfung zueinander auf, um gedankliche Abschweifungen auszuschließen.[45] Die Formulierung der Fragen ist einfach und eindeutig. Zudem sind Fremdwörter, Suggestivfragen und doppelte Verneinungen verzichtbar. Daneben haben die Antwortalternativen nicht komplex zu sein. Mit simplen Fragen in geschlossener Form gehen

---

[41] Vgl. Behr, Maehler, Martin & Pötzschke, 2016, S. 36-38.
[42] Vgl. Trescher, 2018, S. 45.
[43] Vgl. Simonson, 2009, S. 63-66.
[44] Vgl. Heinen & König, 2014, S. 775-780.
[45] Vgl. Mappes & Zerzer, 2011, S. 545

entsprechende Auskunftskategorien einher.[46] Aufgrund der forcierten Leseerleichterung ist das Format vertikal und einspaltig. Generell existieren maximal zwei Skalierungsarten, sodass nicht bei jedem Item eine neue Struktur zu berücksichtigen ist. Das Ziel des Layouts ist der Anreiz zu dessen Bearbeitung. Allerdings steht weiterhin der Inhalt im Mittelpunkt. In diesem Zusammenhang sind die Schriften und Grafiken gut lesbar, sofern wichtige Themen durch Unterstreichungen oder Fettformatierungen hervorgehoben werden. Die Verwendung von Kursivschrift erschwert das Lesen. Hinsichtlich der Zeit ist bei Jugendlichen ein Umfang von 15 bis 30 Minuten nicht zu überschreiten. Parallel dazu erfordert es eine Herabsetzung der Dauer, sofern Kinder befragt werden.[47]

2.2 Schriftlicher Fragebogen

Die anschließenden Ausführungen nehmen Bezug auf die Besonderheiten bei der Befragung von Kindern und Jugendlichen.

Zunächst ist das Kultusministerium von Baden-Württemberg dahingehend zu kontaktieren, dass Kenntnisse über finanzielle und zeitliche Ressourcen der Studie entstehen. Sofern das Ministerium den Forschenden die erforderlichen Kapazitäten zusichert, werden von ihnen Entscheidungen getroffen.[48] Aufgrund der Zielpopulation erfolgt der Zugang über die verschiedenen Schulen in Erscheinung der Klassenlehrenden, welche den zufällig ausgewählten Heranwachsenden den Fragebogen mit der Einwilligungserklärung mit nachhause geben. Zwar ist die Bearbeitungsmotivation der Schülerinnen und Schüler außerhalb der Unterrichtszeit geringer, jedoch ist der Gesamtprozess effizienter. Im Rahmen dessen ist sowohl Zeit für den Unterricht als auch für den Rücklauf einsparbar, denn Bearbeitung und Einwilligung finden im gleichen Setting statt. Daraufhin werden die Formulare der Lehrkraft übergeben. Im Fall von Unklarheiten ist diese ebenfalls anzusprechen.

Des Weiteren ist das Verfahren dem Stand der kognitiven, kommunikativen und sozialen Entwicklung der Untersuchungspersonen anzupassen. Ihre Altersspanne reicht von 10 bis 16 Jahren. Demnach stellt ein 10-jähriger Heranwachsender, welcher durchschnittlich entfaltet ist, das Orientierungsmaß dar. Zur Einschätzung der

---

[46] Vgl. Diersch & Walther, 2010, S. 299.
[47] Vgl. Melzer & Methner, 2012, S. 145-146.
[48] Vgl. Lüftenegger, Schober, & Spiel, 2019, S. 528.

Fähigkeiten wird das Stufenmodell nach Piaget herangezogen. Hiernach erreichen Heranwachsende im Alter von 10 Jahren die abschließende Stufe der formalen Operationen. Sie sind dazu fähig, kombinatorische Systeme aufzubauen, Variablen zu kontrollieren, Aussagen zu verneinen, Wechselbeziehungen zu erkennen und Proportionen zu verstehen. Darauf basierend wird ein adäquates Instrument konzipiert.[49] In Abhängigkeit der Nationalität bestehen diverse Werte und Normen. Das Ausfüllen eines Fragebogens ist ein unkompliziertes und anonymes Verfahren, weshalb es nicht mit kulturellen Prinzipien kollidiert. Demgegenüber ist bei den Lernenden der Förderschule der Unterstützungsbedarf aufgrund der Beeinträchtigung zu berücksichtigen. Als erstes unterstützen die Erziehungsberechtigten ihr Kind bei der Bearbeitung des Formulars. Für den Fall der Unmöglichkeit hilft eine Lehrkraft bei der Ausfüllung des Vordrucks.

Zu Beginn des Kapitels wurde der Zugang zu den Teilnehmenden beschrieben. Damit einherging die Wahl der Wohnungen der Heranwachsenden als Untersuchungsort. Ursächlich für die Entscheidung ist der effizientere Gesamtprozess in Bezug auf die Unterrichtszeit und den Rücklauf. Jedoch besteht die Gefahr, dass die Untersuchungsperson den Fragebogen nicht selbst bearbeitet. Gleichermaßen können die anwesenden Eltern das Antwortverhalten bewusst manipulieren, mit dem Ziel ein positives Bild von sich selbst zu kreieren. Nichtsdestotrotz ist dieserart dem Wunsch ihrer Anwesenheit einfach nachzukommen.[50]

Abschnitt 1.2 thematisierte unter anderem die Befragungsinstrumente. Für sie wurden die Inhaltsbereiche soziodemografische Angaben, allgemeine Gesundheitsindikatoren und Gesundheits- bzw. Risikoverhalten bestimmt. Diese bauen logisch aufeinander auf, wonach sie die Kodierungen A, B und C erhalten. Die Überschriften der drei Themenbereiche werden unterstrichen. Weiterhin sind wichtige Inhalte der Instruktionen fett zu schreiben. Hinsichtlich des Fragen- bzw. Antwortformats wurden Beispiele unter Kapitel 1.2 erläutert. Entsprechend handelt es sich um einfach verständliche Fragen mit einem geschlossenen Format. Bei den soziodemografischen Angaben variieren die Antwortalternativen zwischen 3 (Geschlechtsidentität) und 7 (Lebensalter). Betreffend die Gesundheitsindikatoren und das Gesundheits- bzw. Risikoverhalten existieren 5 Auskunftsmöglichkeiten. Folglich sind es keine Ratingskalen, weil anstelle von

---

[49] Vgl. Hödebeck-Stuntebeck, 2012, S. 77-82.
[50] Vgl. Bortz & Döring, 2006, S. 256.

Einstellungen Häufigkeiten erfasst werden.[51] Auf die Vermeidung von Fremdwörtern etc. wurde bereits hingewiesen. Der zeitliche Rahmen umfasst circa 10 Minuten, um die Konzentrationsspanne der Heranwachsenden nicht überzustrapazieren.

2.3 Telefoninterview

Neben der schriftlichen Befragung wurde unter Abschnitt 1.2 ein mündliches Interview in Erwägung gezogen. Im Folgenden sind die Besonderheiten bei der Analyse von Heranwachsenden auf das Telefoninterview zu übertragen.

Das vorangegangene Kapitel verwies auf die erforderliche Absprache mit dem Auftraggebenden über die verfügbaren wirtschaftlichen Mittel. Nach deren Klärung werden Beschlüsse betreffend das Studiendesign gefasst. Simultan zur schriftlichen Befragung sind die selektierten Schülerinnen und Schüler in Gestalt des Klassenlehrenden zu informieren. Dieser übergibt einen Umschlag mit einem Handzettel als Inhalt. Das Informationsschreiben macht Angaben über den Anlass, die Inhalte, den Ablauf, die Uhrzeit und den Ort der Untersuchung. Des Weiteren klärt er die Erziehungsberechtigten darüber auf, dass sie vor dem Start des Interviews verbal am Telefon in dessen Durchführung einzuwilligen haben. Bei der mündlichen Befragung ist eine erhöhte Aufmerksamkeit der Heranwachsenden zu erwarten, weil der Interviewende sie direkt anspricht und bei Abschweifungen zurück in das Gespräch holt.

In Anlehnung an den schriftlichen Fragebogen sind im Telefoninterview dieselben Items zu bearbeiten, da sie sich an den Entwicklungsständen orientieren. Bezüglich der diversen Nationalitäten nehmen Frauen die Rolle der Interviewenden ein, um möglichen Problemen vorzubeugen. Im Fall der Lernenden der Förderschule ist eine Abklärung der Unterstützung mit den Eltern notwendig. Sofern diese nicht leistbar ist, stellt die Bildungseinrichtung eine geeignete Person zur Verfügung. Die entsprechenden Auskünfte sind dem Handzettel zu entnehmen.

Als Untersuchungsort dient der Haushalt der Kinder und Jugendlichen. Hierfür sind der effiziente Gesamtprozess und die Unterrichtszeiteinsparung Gründe. Im Vergleich zu der schriftlichen Befragung ist die Datenauswertung einfacher und schneller aufgrund der computergestützten Durchführung. Außerdem ist das elterliche Bedürfnis nach

---

[51] Vgl. Bodenmann, Jäncke, Petermann, Schütz & Wirtz, 2017, S. 1400-1401.

Anwesenheit realisierbar. Die Defizite sind dem dazugehörigen Absatz des vorange-gangenen Kapitels entnehmbar

Abschließend sind die Formulierungen der Fragen und Antworten die gleichen wie bei dem schriftlichen Fragebogen. Daher wurden derartige Besonderheiten von Kinder und Jugendlichen in die Befragung miteinbezogen. Die Prinzipien der Einfachheit und Verständlichkeit haben höchste Priorität. Zudem hat das Interview den temporären Umfang von 10 Minuten nicht zu überschreiten. Ein Vorteil gegenüber dem schriftli-chen Fragebogen ist die Möglichkeit der Stellung von Nachfragen. Ferner sind bei Un-sicherheiten die Items überspringbar, sodass sie am Ende erneut thematisiert wer-den.[52]

---

[52] Vgl. Grimmer, 2014, S. 144.

3 Mehrebenenanalyse

3.1 Grundlagen

Eine Mehrebenenanalyse hat das Ziel, Daten verschiedener Erklärungsebenen durch statistische Methoden zueinander in Beziehung zu setzen. Dabei existieren individuelle, sammelnde und kontextuelle Dimensionen. Unter Berücksichtigung von Kontextfaktoren auf der Aggregatebene werden deren Auswirkungen auf Zusammenhänge zwischen zwei Variablen einer untergeordneten Dimension untersucht.[53]

Die Analyse setzt voraus, dass die Individuen der Stichprobe natürlichen Gruppen angehören und die Mitgliedschaft einen Effekt auf die persönlichen Merkmalsausprägungen hat. Ferner basieren Techniken der klassischen Statistik auf der Annahme einer echten Zufallsstichprobe, welche die Ungebundenheit der Mitglieder benötigt.[54]

Für den Einsatz der Technik ist eine hierarchische Datenstruktur notwendig. Unterdessen ist ein Element der ersten Stufe lediglich einem Element der zweiten Stufe zuordenbar. Ersteres stellt die unterste Stufe dar, welche alternativ die Bezeichnungen Level 1 oder Mikroebene trägt. Ihre Elemente sind Teil der zweiten Stufe. Diese wird analog als Level 2 oder Makroebene definiert. Eine grundsätzliche Beschränkung auf zwei Ebenen besteht nicht, weswegen das Verfahren auf mehrere erweiterbar ist.[55] Angenommen die Daten weisen nicht die erläuterte Struktur auf, erhöht sich das Risiko für einen statistischen Fehlschluss infolge invalider Schätzungen der Standardfehler. Darüber hinaus steigt die Wahrscheinlichkeit für einen ökologischen Fehlschluss an.[56]

Die Komponenten der ersten Ebene haben nicht zwangsläufig die Gestalt von Individuen. Optional sind es Messzeitpunkte oder Regionen. Im ersten Fall sind die personellen Eigenschaften auf der zweiten Ebene angeordnet. An zweiter Stelle bilden es die Bundesländer ab.

Vor dem Hintergrund der individuellen und kontextuellen Stufe werden die erforderlichen Variablen einordbar. Auf der Individualebene sind personenspezifische Unbekannte vorzufinden, wobei sie kontextabhängig bzw. -unabhängig sein können. Unter der Voraussetzung eines Umgebungsbezugs stellen Beziehungen innerhalb von Gruppen und Mitgliedschaften Beispiele dar. Sofern dieser nicht gegeben ist, sind

---

[53] Vgl. Lauth, Pickel & Pickel, 2009, S. 208.
[54] Vgl. Bodenmann, Jäncke, Petermann, Schütz & Wirtz, 2017, S. 1080-1081.
[55] Vgl. Hofäcker & Stegl, 2021, S. 324.
[56] Vgl. Bodenmann, Jäncke, Petermann, Schütz & Wirtz, 2017, S. 1080-1081.

Geschlecht, Lebensalter und Bildungsgrad exemplarisch. In der kontextuellen Dimension existieren in einer aggregierten Art Merkmale als Variablen wie beispielsweise Gesetze, Schulformen, Arbeitslosenquoten oder Führungsstile. [57]

Um die ausgeführten Inhalte auf ein praktisches Beispiel zu übertragen, wird ein Unternehmen herangezogen, welches die Arbeitszufriedenheit der Angestellten misst. Hierbei befinden sich die Mitarbeitenden auf der ersten Stufe einer Individualebene. Ihre Zufriedenheit hängt von dem Führungsstil des Vorgesetzten ab. Die Leitung ist auf der zweiten Stufe einer kontextuellen Ebene angesiedelt. Demgegenüber ist der Führungsstil die abhängige Variable und der Vorgesetztenausbildungsgrad die unabhängige Variable. Letzterer bildet die dritte Stufe auf einer individuellen Ebene ab. Ferner sind die Gruppenkohäsion und die Konflikthäufigkeit weitere Einflussfaktoren auf der zweiten Stufe. Beide wirken als Elemente der Umgebung auf die Zusammenhänge ein. [58]

3.2 Modelle

In Verbindung mit der Mehrebenenanalyse existieren verschiedene aufeinander aufbauende Modelle. Anknüpfend werden diese näher betrachtet.

Der Ausgangspunkt ist der Nullentwurf, welcher die Varianz der abhängigen Variable darstellt. Hierbei ist die Streuung sowohl auf die erste als auch auf die zweite Ebene zurückzuführen. Welche der Stufen individuell oder kontextuell sind, hängt von der vorliegenden Fragestellung ab. Demnach werden zur Vorhersage der abhängigen Unbekannten keine Prädiktoren verwendet. In Erscheinung von je einer Gleichung auf der ersten und der zweiten Ebene der Analyse ist das Nullmodell zu erfassen. Darauf basiert die Konzeption von vielseitigeren Modellen. [59]

Eines von ihnen ist das Fixed-Effect-Modell, wobei die Wirkung der unabhängigen Variable in einer Veränderung der abhängigen Variable resultiert. Die Effekte sind über sämtliche Gruppen hinweg konstant. [60] Neben den Prädiktoren nimmt das Modell Konstanten, Steigungen und Variationen auf. Die Regressionskonstante des Kontextes definiert den mittleren geschätzten Gruppenwert. Hingegen bezieht sich die Steigung

[57] Vgl. Hofäcker & Stegl, 2021, S. 325-326.
[58] Vgl. Holling & Schulze, 2004, S. 109-110.
[59] Vgl. Carigiet Reinhard, 2012, S. 310.
[60] Vgl. Helm, 2016, S. 235.

auf den Regressionskoeffizient eines Kontexts für ein Merkmal. Ferner umfasst die Variation das Residuum des Kontexts bei der Vorhersage des Regressionskoeffizienten. Zusammenfassend wird davon ausgegangen, dass die Steigungen der Regressionskoeffizienten gleich sind. Allerdings unterschieden sich die Gruppen hinsichtlich des Ausgangsniveaus, von dem eine Veränderung stattfindet, voneinander.[61]

Im vorherigen Konzept waren die Effekte in den diversen Gruppen gleich. Beim Random-Slope-Modell variieren die Regressionskoeffizienten zwischen den Gruppen. Daher gibt es zum einen den Regressionskoeffizienten pro Klasse und zum anderen die Varianz der Regressionskoeffizienten zwischen den Klassen an. Zur Erklärung der Effekte werden individuelle sowie kontextuelle Eigenarten genutzt.[62]

Neben Schätzungen von Korrelationen auf mehreren Ebenen sind Analysen von Effekte einer übergeordneten auf einer untergeordneten Stufe möglich. Die beschriebene Interaktion ist ursächlich für die Entwicklung des Cross-Level-Interaction-Modells. Demgemäß werden die Wechselwirkungen von Unbekannten verschiedener Stufen untersucht.[63] Die Ermittlung der Regressionsgeraden erfolgt nicht mehr für Gruppen, sondern für Klassen von Gruppen. Diese weichen bezüglich der Ausbildung eines Merkmals in der zweiten Stufe voneinander ab.[64] Abschließend wird ein einheitliches Leistungsniveau angenommen, sodass für sämtliche Kohorten eine gemeinsame Konstante besteht.[65]

Mit der Mehrebenenanalyse gehen Vor- und Nachteile einher. Ein Nutzen ist ihre Eignung für hierarchische Datenstrukturen, wonach sie diesen gerechter wird als konventionelle Regressionsanalysen. Weiterhin hat die Gruppenzugehörigkeit einen Einfluss auf die individuelle Merkmalsausprägung. Die Mehrebenenanalyse berücksichtigt den erläuterten Umstand. Im Gegensatz dazu nimmt eine einfache Regressionsanalyse die vollständige Unabhängigkeit zwischen den Betrachtungseinhelten an.[66] Ferner werden durch das Verfahren Korrelationen zwischen der Mikro- und Makroebene untersuchbar.[67] Außerdem sind Standardfehlerverzerrungen aufgrund zu geringer Schätzungen vermeidbar. In Verbindung mit der entbehrlichen Unabhängigkeit der

[61] Vgl. Langer, 2004, S. 100.
[62] Vgl. Diaz-Bone & Weischer, 2015, S. 2015.
[63] Vgl. Asendorpf & Neyer, 2018, S. 124.
[64] Vgl. Nikolova, 2011, S. 135.
[65] Vgl. Hofäcker & Stegl, 2021, S. 350.
[66] Vgl. Pokorny, 2012, S. 95-96.
[67] Vgl. Starcke, 2019, S. 100.

Stichprobenmitglieder reduziert sich das Risiko für einen inflationierten Alpha-Fehler. Zuletzt ist die Methode hoch flexibel und die zu erfüllenden Voraussetzungen sind weniger streng als bei vergleichbaren statistischen Techniken.[68] Nichtsdestotrotz steht die Mehrebenenanalyse mit Defiziten im Zusammenhang. Dabei bestehen Beschränkungen hinsichtlich einer Längsschnittperspektive dergestalt, dass die Untersuchungspersonen nicht an sämtlichen Messzeitpunkten teilnehmen, wodurch dir Gefahr einer Verlaufsfälschung entsteht. Des Weiteren resultiert die Analyse von mehreren Stufen in hohen finanziellen Kosten. Neben den monetären Aufwendungen ist die Durchführung sehr zeitintensiv, da das Verfahren hohe theoretische und methodische Anforderungen an den Untersuchenden stellt.[69] Die spezielle Zusammensetzung der Stichprobe auf den unterschiedlichen Ebenen macht eine umfangreiche Auseinandersetzung mit der einschlägigen Fachliteratur unausweichlich. Diese stellt die „30/30-Regel" auf, welche zur Abwicklung der Analyse 30 Einheiten auf der zweiten Stufe verlangt. In gleicher Weise umfasst jede von ihnen 30 Elemente. Jedoch wird als Mindestanzahl oft 10 Einheiten pro Ebene genannt. Dessen ungeachtet steigt die Qualität der Ergebnisse mit zunehmendem Stichprobenumfang an. Ansonsten besteht die Möglichkeit, dass der Vorzug der Erhebung einer Vielzahl von verbundenen Faktoren auf diversen Ebnen sich zu einem Nachteil entwickelt, sofern der Forschende die Korrelationen nicht angemessen erfasst oder versucht im eigenen Interesse nicht vorhandene aufzudecken.[70]

3.3 Übertragung auf Studie- „Soziale Kompetenzen von Lernenden"

Während Kapitel 3.1 die Grundlagen der Mehrebenenanalyse thematisierte, führte Kapitel 3.2 die dazugehörigen Modelle aus. An dieser Stelle werden die Inhalte auf die Studie von Kunter und Stanat über sozialen Kompetenzen von Schülerinnen und Schüler aus dem Jahr 2002 übertragen.

Aufgrund der Globalisierung verändern sich private und berufliche Lebensbereiche dahingehend, dass Menschen in komplexeren Umgebungen enger zusammenarbeiten müssen, um adäquate Lösungen zu kreieren. Grundvoraussetzungen für die Kollaboration sind kooperative und kommunikative Fähigkeiten. Demnach gingen Kunter und

---

[68] Vgl. Geiser, 2010, S. 200.
[69] Vgl. Kaase, 1997, S. 165.
[70] Vgl. Börner, 2019, S. 81.

Stanat der Frage nach, welche Bedeutung die Schule für die diversen Aspekte der sozialen Kompetenz hat. Zunächst wurde analysiert, ob Schulformen oder Einzelschulen differenziell wirken. Daraufhin unterlagen die ursächlichen Faktoren dem Erkenntnisinteresse. Neben den kontextuellen Elementen waren individuelle wie beispielsweise Geschlecht oder Intelligenz zu erheben.

An der Untersuchung nahmen 5026 Lernende im Alter von 15 Jahren aus 215 Bildungseinrichtungen in Deutschland teil. Die einbezogenen Schulformen waren die Hauptschule, die Realschule, das Gymnasium, die integrierte Gesamtschule, die Schule mit mehreren Bildungsgängen und die Berufsschule. Angehörige der letztgenannten Form wurden aufgrund der geringen Teilnehmendenzahl nicht für die Varianzaufklärung und die Mehrebenenanalyse berücksichtigt. Als Messinstrumente fungierten schriftliche Fragebögen und Tests.

Eine Mehrebenenanalyse setzt voraus, dass die Mitglieder der Stichprobe natürlichen Gruppen angehören. Diese Bedingung ist in Form der Lernenden der verschiedenen Schularten erfüllt. Zudem wird ein entsprechender Effekt auf die kooperativen und kommunikativen Fähigkeiten der Untersuchungspersonen angenommen. Überdies wurden die unterschiedlichen Ziehungswahrscheinlichkeiten ausgeglichen, indem Schüler- und Schulgewichte zum Einsatz kamen.

Die Daten der Studie weisen eine hierarchische Struktur auf, sodass die Lernenden der Mikroebene und die Schulformen bzw. Einzelschulen der Makroebene zuzuordnen sind. Auf der ersten Stufe befinden sich das Geschlecht, die kognitive Grundfähigkeiten, die familiären Merkmale wie der sozioökonomische Status, der Migrationshintergrund bzw. die Kommunikationsqualität und die wahrgenommene Lehrer-Schüler-Beziehung. Hingegen umfasst die zweite Stufe das Schulklima, die soziale Zusammensetzung einzelner Schulen und die Schulart. Infolgedessen beinhaltet die Mikroebene individuelle Variablen, während auf der Makroebene kontextuelle Unbekannte vorzufinden sind.

Zur Beantwortung der Frage ist eine hierarchisch lineare Modellierung das Verfahren der Wahl. Der erste Entwurf bestimmt die Vorhersagekraft von persönlichen Eigenschaften der Schülerinnen und Schülern für festgelegte Elemente der sozialen Kompetenz. Aufgrund des individuellen Fokus ist es ein Fixed-Effect-Modell. Daraufhin wird das Schulklima in die Prognose als unabhängige Variable miteinbezogen. Somit handelt es sich um ein Random-Slope-Konzept, da neben individuellen Faktoren kontextuelle mitinbegriffen sind. Weiterhin resultiert die Berücksichtigung des sozialen Hintergrunds der Lernenden für das Klima in der Bildungseinrichtung in einer Cross Level Interaction. Denn es werden Wechselwirkungen von Unbekannten diverser Ebenen analysiert. In diesem Fall zwischen der individuellen Stufe der Lernenden durch den sozialen Hintergrund und der kontextuellen Stufe der Schule in Erscheinung des Klimas. Das letzte Modell weist in gleicher Weise wie das zweite die Merkmale eines Random-Slope-Konzepts auf, weil es zur Erklärung Gruppenmerkmale verwendet. Dabei ist die Schulform ein möglicher Prädiktor für die soziale Kompetenz. Um andere kontextuelle Einflüsse auszuschalten, wurden die soziale Zusammensetzung und das Schulklima kontrolliert.

In Erscheinung der aggressiven Orientierung und der Tendenz Mitlernende bei unterrichtsbezogenen Aktivitäten zu helfen, deckten die Forschenden die kooperativen bzw. kommunikativen Fähigkeiten ab. Modell 1 klärt auf, dass das Geschlecht, die Intelligenz, der sozioökonomische Status, die Kommunikationsqualität zwischen den Familienangehörigen und die wahrgenommene Lehrer-Schüler-Beziehung Prädiktoren für soziale Kompetenz sind. Diesbezüglich zeigen Jungen aggressivere Tendenzen als Mädchen. Ferner nehmen derartige Neigungen mit steigenden kognitiven Grundfähigkeiten ab. Ein hoher Status und bessere Interaktion bringen geringere aggressive Strömungen mit sich. Gleichermaßen wirkt eine subjektiv positiv wahrgenommene Lehrer-Schüler-Beziehung. Dagegen besitzt ein Migrationshintergrund keine Vorhersagekraft für entsprechende Verhaltensweisen. Jedoch sind die Effekte der Prädiktoren gering, weil sie sich im Areal von einer zwanzigstel bis einer fünftel Standardabweichung bewegen. Der zweite Entwurf stellt keine Signifikanz für das Schulklima als Erklärungsvariable fest. Ebenso konnte für die Struktur der Schülerschaft keine statistische Bedeutsamkeit ermittelt werden. Abschließend hat die Schulform nicht das Potenzial die Ausprägung von sozialer Kompetenz vorherzusagen. Im Vergleich mit Lernenden der Realschule zeigen lediglich Schülerinnen und Schüler der Gesamtschule geringere aggressive Tendenzen, welche anerkennungswert sind.

Wahrscheinlich erklären die speziellen Effekte der Schule auf die Entwicklung von kooperativen und kommunikativen Fähigkeiten die geringe Varianzaufklärung durch kontextuelle Faktoren. Hierbei wird auf die Bildungseinrichtung im Allgemeinen mit ihren strukturellen Opportunitäten Bezug genommen. Diese haben sämtliche Schulen weitgehend gemeinsam. Schlussfolgerund sind zur Potenzialentfaltung Maßnahmen zu

verwirklichen, die zwischenmenschliche Erlebnisflächen ausbauen und soziale Lern-
ziele planvoll verfolgen.[71]

---

[71] Vgl. Kunter & Stanat, 2002, S. 50-68.

Literaturverzeichnis

Asendorpf, J. B. & Neyer, F. J. (2018), *Psychologie der Persönlichkeit*, 6. Aufl., Berlin.

Behr, D., Maehler, D. B., Martin, S. & Pötzschke, S. (2016), *Befragungsmodi- Besonderheiten für die Befragung von Personen mit Migrationshintergrund*. In: Brinkman, H. U. & Maehler, D. B. (Hrsg.), *Methoden der Migrationsforschung- Ein interdisziplinärer Forschungsleitfaden*, 1. Aufl., Wiesbaden, S. 36-38.

Bilz, L., Brindley, C., Bucksch, J., Finne, E., John, N. & Kaman, A. (2020), *Die Health Behaviour in School-aged Children (HBSC)-Studie 2017/2018, Journal of Health Monitoring*, 5. Jg., Nr. 3, S. 96.

Bleck, C. (2011), *Effektivität und Soziale Arbeit- Analysemöglichkeiten und -grenzen in der beruflichen Integrationsförderung*, 1. Aufl., Berlin.

Bleich, C. (2010), *Ärztliche Aspekte- Patientenzufriedenheit: Konzepte, Methoden und Problembereiche*. In: Härter, M. & Hoefert, H.-W. (Hrsg.), *Patientenorientierung im Krankenhaus*, 1. Aufl., Göttingen, S. 279.

Bodemann, G., Jäncke, L., Petermann, F. & Schütz, A. (2017), Mehrebenenanalyse bzw. *Ratingskala*. In: Wirtz, A. (Hrsg.), *Dorsch- Lexikon der Psychologie*, 18. Aufl., Bern, S. 1080-1081 bzw. 1400-1401.

Börner, K. (2019), *Die Altersabhängigkeit der Beanspruchung von Montagemitarbeitern- Eine Feldstudie in der Automobilindustrie*, 1. Aufl., Wiesbaden.

Borchard, C. (2001), *Hochschuldidaktische Weiterbildung- Akzeptanz und Wirkung*, 1. Aufl., Münster.

Bortz, J. & Döring, N. (2006), *Forschungsmethoden und Evaluation in den Sozial-und Humanwissenschaften*, 4. Aufl., Berlin.

Bortz, J. & Döring, N. (2016), *Forschungsmethoden und Evaluation in den Sozial-und Humanwissenschaften*, 5. Aufl., Berlin.

Carigiet Reinhard, T. (2012), *Schulleistungen und Heterogenität- Eine mehrebenen-analytische Untersuchung der Bedingungsfaktoren der Schulleistungen am Ende der dritten Primarschulklasse*, 1. Aufl., Bern.

David, J., Müller, K. & Straatmann, T. (2011), *Qualitative Beobachtungsverfahren-Strukturelle Merkmale- Biotik der Untersuchungssituation*. In: Balzer, E. & Naderer, G. (Hrsg.), *Qualitative Marktforschung in Theorie und Praxis- Grundlagen, Methoden und Anwendungen*, 2. Aufl., Wiesbaden, S. 323.

Diaz-Bone, R. & Weischer, C. (2015), *Methoden-Lexikon für die Sozialwissenschaften*, 1. Aufl., Wiesbaden.

Diersch, N. & Walther, E. (2010), *Anwendungskontexte der Befragung von Kindern und Jugendlichen- Umfrageforschung mit Kindern und Jugendlichen*. In: Mecklenbräuker, S., Preckel, F. & Walther, E. (Hrsg.), *Befragung von Kindern und Jugendlichen-Grundlagen, Methoden und Anwendungsfelder*, 1. Aufl., Göttingen, S. 34-37.

Eckey, H.-F., Kosfeld, R. & Türck, M. (2019), *Wahrscheinlichkeitsrechnung und Induktive Statistik- Grundlagen, Methoden und Beispiele*, 3. Aufl., Wiesbaden.

Geiser, C. (2010), *Datenanalyse mit Mplus- Eine anwendungsorientierte Einführung*, 1. Aufl., Wiesbaden.

Gollwitzer, M. & Lemmer, G. (2018), *Empirische Zugänge- Quantitative Forschung*. In: Decker, O. (Hrsg.), *Sozialpsychologie und Sozialtheorie- Band 1: Zugänge*, 1. Aufl., Wiesbaden, S. 261.

Grimmer, C. G. (2014), *Kooperation oder Kontrolle? Eine empirische Untersuchung zum Spannungsverhältnis von Pressesprechern in der Fußball-Bundesliga und Journalisten*, 1. Aufl., Köln.

Häder, M. (2010), *Empirische Sozialforschung- Eine Einführung*, 2. Aufl., Wiesbaden.

Heinen, J. & König, S. (2014), *Befragungen von Kindern und Jugendlichen*. In: Baur, N. & Blasius, J. (Hrsg.), *Handbuch Methoden der empirischen Sozialforschung*, 1. Aufl., Wiesbaden, S. 775-780.

Helm, C. (2016), *Lernen in Offenen und Traditionellen Unterrichtssettings (LOTUS)- Empirische Analysen zur Kompetenzentwicklung im Fach Rechnungswesen sowie zum kooperativen, offenen Lernen*, 1. Aufl., Münster.

Hödebeck-Stuntebeck, N. (2012), *Perspektivwechsel bei Prader-Willi-Syndrom- Ein Schlüssel zum Sozialverhalten*, 1. Aufl., Berlin.

Hofäcker, D. & Stegl, M. (2021), *Statistik und quantitative Forschungsmethoden- Lehr- und Arbeitsbuch für die Soziale Arbeit und Pädagogik*, 1. Aufl., Göttingen.

Holling, H. & Schulze, R. (2004), *Statistische Modelle und Auswertungsverfahren- Mehrebenenanalyse*. In: Birbaumer, N., Frey, D., Kuhl, J., Schneider, W. & Schwarzer, R. (Hrsg.), *Enzyklopädie der Psychologie- Organisationspsychologie*, 1. Aufl., Göttingen, S. 109-110.

Kaase, M. (1997), *Zentrale Bereiche- Vergleichende Politische Partizipationsforschung*. In: Berg-Schlosser, D. & Müller-Rommel, F. (Hrsg.), *Vergleichende Politikwissenschaft- Ein einführendes Studienbuch*, 3. Aufl., Opladen, S. 165.

Kallus, K. W. (2016), *Erstellung von Fragebogen*, 2. Aufl., Wien.

Kaul, O. W. (2001), *Wettbewerberreputation für Aggressivität- Ein Schlüsselkonstrukt im Marketingwettbewerb*, 1. Aufl., Wiesbaden.

Kiegelmann, M. (2010), *Entwicklungspsychologische Voraussetzungen der Befragung von Kindern und Jugendlichen- Sprachentwicklungspsychologische Voraussetzungen von Kindern und Jugendlichen und deren Konsequenzen für die Kompetenzen von Befragenden*. In: Mecklenbräuker, S., Preckel, F. & Walther, E. (Hrsg.), *Befragung von Kindern und Jugendlichen- Grundlagen, Methoden und Anwendungsfelder*, 1. Aufl., Göttingen, S. 34-37.

Kirchhoff, S., Kuhnt, S., Lipp, P. & Schlawin, S. (2010), *Der Fragebogen- Datenbasis, Konstruktion und Auswertung*, 5. Aufl., Wiesbaden.

Kleining, G. (2007), *Forschungsprozess und Methodenkonzepte- Der qualitative Forschungsprozess- Die Rahmenbedingungen- Der Unterschied zwischen akademischer und angewandter Forschung.* In: Balzer, E. & Naderer, G. (Hrsg.), *Qualitative Marktforschung in Theorie und Praxis- Grundlagen, Methoden und Anwendungen*, 1. Aufl., Wiesbaden, S. 190.

Kornmeier, M. (2018), *Wissenschaftlich schreiben leicht gemacht für Bachelor, Master und Dissertation*, 8. Aufl., Bern.

König, S. & Nachtsheim, J. (2019), *Standardisierte Befragung- Befragungen von Kindern und Jugendlichen.* In: Baur, N. & Blasius, J. (Hrsg.), *Handbuch Methoden der empirischen Sozialforschung*, 2. Aufl., Wiesbaden, S. 928.

Kubinger, K. D., Rasch, D. & Yanagida, T. (2011), *Statistik in der Psychologie- Vom Einführungskurs bis zur Dissertation*, 1. Aufl., Göttingen.

Kuckartz, U. (2014), *Mixed Methods- Methodologie, Forschungsdesigns und Analyseverfahren*, 1. Aufl., Wiesbaden.

Kunter, M. & Stanat, P. (2002), *Soziale Kompetenz von Schülerinnen und Schülern, Zeitschrift für Erziehungswissenschaft*, 5. Jg., Nr. 1, S. 50-68.

Langer, W. (2004), *Mehrebenenanalyse- Eine Einführung für Forschung und Praxis*, 1. Aufl., Wiesbaden.

Latza, U. (2010), *Durchführung von Evaluationsstudien- Methodik.* In: Thapa-Görder, N. & Voigt-Radloff, S. (Hrsg.), *Prävention und Gesundheitsförderung- Aufgaben der Ergotherapie*, 1. Aufl., Stuttgart, S. 159.

Laub, G. (2008), *Zielgerichtetes Handeln in unbestimmten und komplexen polizeilichen Einschreitsituationen- Das Handeln von Streifenpolizisten unter handlungstheoretischen Gesichtspunkten.* In: Lück, H. E. & Miller, R. (Hrsg.), *Beiträge zur Sozialpsychologie- Band 11,* 1. Aufl., Frankfurt am Main, S. 115.

Lauth, H.-J., Pickel, G. & Pickel, S. (2009), *Methoden der vergleichenden Politikwissenschaft- Eine Einführung,* 1. Aufl., Wiesbaden.

Lüdders, L. (2017), *Qualitative Methoden und Methodenmix- Ein Handbuch für Studium und Berufspraxis,* 1. Aufl., Bremen.

Lüftenegger, M., Schober, B. & Spiel, C. (2019), *Diagnostik, Evaluation und Forschungsmethoden- Evaluation und Qualitätssicherung.* In: Dresel, M., Fischer, F. & Urhahne, D. (Hrsg.), *Psychologie für den Lehrberuf,* 1. Aufl., Berlin, S. 528.

Mappes, M. & Zerzer, M. (2011), *Anwendungsfelder- Zielgruppe Kinder- Die wichtigsten Erhebungsverfahren.* In: Balzer, E. & Naderer, G. (Hrsg.), *Qualitative Marktforschung in Theorie und Praxis- Grundlagen, Methoden und Anwendungen,* 2. Aufl., Wiesbaden, S. 545.

Melzer, C. & Methner, A. (2012), *Gespräche führen mit Kindern und Jugendlichen-Methoden schulischer Beratung,* 1. Aufl., Stuttgart.

Möhring, W. & Schlütz, D. (2010), *Die Befragung in der Medien- und Kommunikationswissenschaft- Eine praxisorientierte Einführung,* 2. Aufl., Wiesbaden.

Nikolova, R. (2011), *Grundschulen als differenzielle Entwicklungsmilieus,* 1. Aufl., Münster.

Pahl, A. (2015), *Diagnostik und Förderung naturwissenschaftlicher Kompetenzen durch differenzierte Experimentiereinheiten*, 1. Aufl., Göttingen.

Pokorny, S. (2012), *Regionale Kontexteinflüsse auf extremistisches Wählerverhalten in Deutschland*, 1. Aufl., Wiesbaden.

Raithel, J. (2006), *Quantitative Forschung- Ein Praxiskurs*, 1. Aufl., Wiesbaden.

Raithel, J. (2008), *Quantitative Forschung- Ein Praxiskurs*, 2. Aufl., Wiesbaden.

Reinecke, J. (2014), *Standardisierte Befragung*. In: Baur, N. & Blasius, J. (Hrsg.), *Handbuch Methoden der empirischen Sozialforschung*, 1. Aufl., Wiesbaden, S. 602-604.

Schmelting, J. (2020), *Produktions-Controlling im Übergang zur Digitalisierung- Eine qualitativ-empirische Studie an der Dyade Fertigung und Controlling*, 1. Aufl., Wiesbaden.

Schröder, A. (2018), *Ethisches Handeln in der psychologischen Forschung- Empfehlungen der Deutschen Gesellschaft für Psychologie für Forschende und Ethikkommissionen*, 1. Aufl., Göttingen.

Simonson, J. (2009), *Umfrageforschung- Herausforderungen und Grenzen, Österreichische Zeitschrift für Soziologie*, 34. Jg., Nr. 9, S. 63-66.

Starcke, J. (2019), *Nachbarschaft und Kriminalitätsfurcht- Eine empirische Untersuchung zum Collective-Efficacy-Ansatz im Städtevergleich*, 1. Aufl., Wiesbaden.

Trescher, H. (2018), *Kognitive Beeinträchtigung und Barrierefreiheit- Eine Pilotstudie*, 1. Aufl., Bad Heilbrunn.

Vollberg, L. (2012), *Markenbildung von Systemunternehmen am POS als Stellhebel für profitables Wachstum- Formatvergleich und Folgerung*. In: Quelle, G. (Hrsg.), *Mandat Campus- Band 2*, 1. Aufl., Norderstedt, S. 18.

Von der Assen, C. (2016), *Crash-Kurs Psychologie- Semester 1*, 1. Aufl., Berlin.

Wappler, F. (2015), *Kinderrechte und Kindeswohl- Eine Untersuchung zum Status des Kindes im Öffentlichen Recht*, 1. Aufl., Tübingen.

Weyland, M. (2016), *Experimentelles Lernen und ökonomische Bildung- Ein Beitrag zur fachdidaktischen Entwicklungsforschung*, 1. Aufl., Wiesbaden.

Wolf, M. (2019), *Stress, Informationen und Entscheidungen im Management- Wirkungszusammenhänge und Einflussfaktoren*, 1. Aufl., Wiesbaden.

Zwingenberger, A. (2009), *Wirksamkeit multimedialer Lernmaterialien*, 1. Aufl., Münster.

Internetquellen

Statista (2021): *Anzahl der Schüler an allgemeinbildenden Schulen in Baden-Württemberg im Schuljahr 2020/2021 nach Schulart und Geschlecht*, https://de.statista.com/statistik/daten/studie/1075552/umfrage/schueler-in-baden-wuerttemberg-nach-schulart-und-geschlecht/, abgerufen am 02.01.2022.

BEI GRIN MACHT SICH IHR
WISSEN BEZAHLT

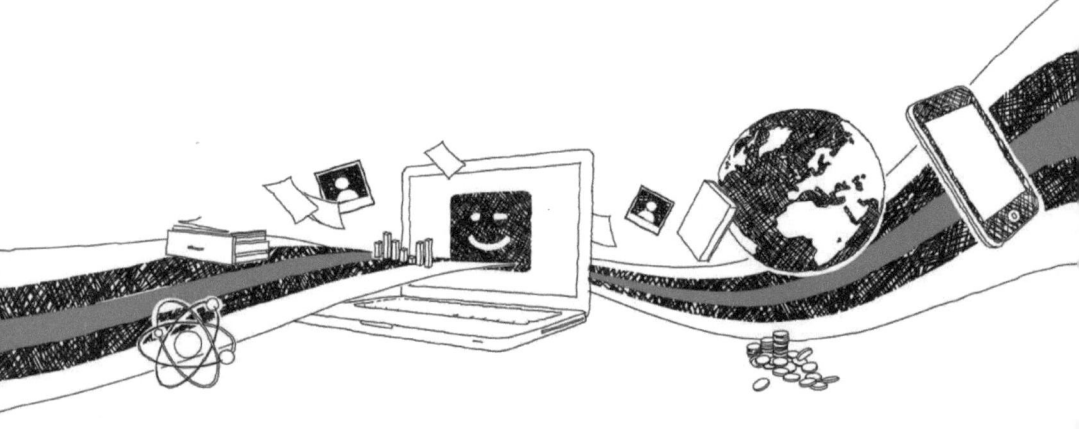

- Wir veröffentlichen Ihre Hausarbeit,
  Bachelor- und Masterarbeit

- Ihr eigenes eBook und Buch -
  weltweit in allen wichtigen Shops

- Verdienen Sie an jedem Verkauf

Jetzt bei www.GRIN.com hochladen
und kostenlos publizieren

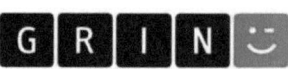